DÉPARTEMENT DE LA SEINE-INFÉRIEURE

❋

ASILE PUBLIC D'ALIÉNÉES DE SAINT-YON

RAPPORT MÉDICAL

Pour l'année 1895

ROUEN

DE L'IMPRIMERIE E. CAGNIARD, LÉON GY, SUCCESSEUR,

Rues Jeanne-Darc, 88, et des Basnage, 5

—

1896

DÉPARTEMENT DE LA SEINE-INFÉRIEURE

***

ASILE PUBLIC D'ALIÉNÉES DE SAINT-YON

RAPPORT MÉDICAL

Pour l'année 1895

ROUEN

DE L'IMPRIMERIE E. CAGNIARD, Léon GY, successeur,

Rues Jeanne-Darc, 88, et des Basnage, 5

1896

ASILE PUBLIC D'ALIÉNÉES DE SAINT-YON

RAPPORT MÉDICAL

POUR L'ANNÉE 1895

MOUVEMENT DE LA POPULATION

Le mouvement de la population est résumé dans un tableau présentant la situation au 1er janvier, l'ensemble des admissions, des sorties et des décès, et indiquant la population au 31 décembre.

Population de l'asile au 1er janvier 1895	1.137
Admises pour la première fois dans un asile	203
Réintégrées par suite de rechute ou de sortie avant guérison	40
Transférées d'un autre asile	6
Total des admissions	249
Sorties par guérison	31
— amélioration	38
— transfèrement dans un autre asile	3
— autres causes	27
Total des sorties	99
Décédées	159
Total des sorties et des décès	258
Population au 31 décembre 1895	1.128

La population a décru de neuf unités du 1er janvier au 31 décembre 1895, mais est restée supérieure à ce qu'elle était au 1er janvier 1894, et l'abaissement s'est produit seulement au mois de décembre, où le nombre des décès a été considérable. Le nombre des journées de traitement s'est élevé, en 1895, à 413,867, chiffre qui n'avait jamais été atteint antérieurement, et dans lequel ne sont pas comprises 2,712 journées de malades absentes par congé. La population moyenne des malades traitées a été de 1,133, et était de 1,123 l'année précédente.

Pendant l'année 1895, les admissions, les sorties et les décès ont été au-dessus de la moyenne des dix années précédentes.

	Moyenne des dix années antérieures.	Année 1895.
Admisssions......................	214	249
Sorties	97	99
Décès	106	159

Le nombre des admissions n'avait pas encore atteint le chiffre constaté en 1895 : jamais aussi la mortalité n'avait été aussi forte. Il convient de dire que la proportion des malades âgées, démentes et incurables envoyées à l'Asile, augmente, et l'accroissement du nombre des décès est dû pour partie à cette cause.

ADMISSIONS

Nous avons, comme les années précédentes, suivi pour établir le relevé des admissions, la classification du Congrès international de 1889.

Les malades admises en 1895 se répartissent de la manière suivante :

	Admises pour la première fois dans un asile.	Admises par réintégration.	Admises par transfèrement d'un autre asile.	TOTAUX
Manie........................	23	9	1	33
Mélancolie..................	49	10	»	59
Folie périodique..............	»	8	»	8
Folie systématisée.............	26	5	1	32
Démence vésanique............	3	»	1	4
Démence sénile et organique....	39	1	1	41
Folie paralytique..............	17	2	»	19
Folie névrosique ⎰ hypochondrie.	3	»	»	3
hystérie.....	5	3	»	8
épilepsie.....	15	1	1	17
Folie toxique (alcoolique).......	3	»	»	3
Folie morale..................	1	»	1	2
Idiotie et imbécillité...........	19	1	»	20
Totaux.....	203	40	6	249

Si nous comparons le relevé des formes de folie, dont les malades entrantes étaient atteintes, avec la moyenne des cinq années précédentes, nous arrivons aux résultats suivants :

NATURE DES AFFECTIONS	1890	1891	1892	1893	1894	MOYENNE des cinq années	ADMISSIONS en 1895	DIFFÉRENCE en plus	en moins
Manie.	35	48	48	45	35	42	33	»	9
Mélancolie	57	69	52	55	58	58	59	1	»
Folie périodique	»	3	3	4	12	4	8	4	»
Folie systématisée	34	21	26	30	19	26	32	6	»
Démence vésanique.	»	»	3	1	5	2	4	2	»
Démence sénile et organique.	43	25	34	31	36	34	41	7	»
Folie paralytique.	12	16	18	16	12	15	19	4	»
Folie névrosique ⎰ Hypochondrie .	»	1	»	1	2	1	3	2	»
Hystérie	22	5	18	14	10	12	8	»	4
Epilepsie	6	5	8	12	12	9	17	8	»
Folie toxique (alcoolique). . .	3	5	»	6	3	3	3	»	»
Folie morale	4	1	2	3	2	2	2	»	»
Idiotie et imbécillité	13	7	17	24	30	18	20	2	»
Pour ordre : non aliénées . .	1	2	2	»	»	»	»	»	»
TOTAUX. . . .	230	208	231	242	236	»	249	»	»

Les admissions se répartissent ainsi, suivant les divers mois de l'année :

NATURE DES AFFECTIONS	Janvier	Février	Mars	Avril	Mai	Juin	Juillet	Août	Septembre	Octobre	Novembre	Décembre	TOTAUX
Manie.	4	»	5	2	3	4	8	2	2	1	1	1	33
Mélancolie.	4	3	8	4	7	9	5	3	9	1	2	4	59
Folie périodique	1	»	»	»	»	1	3	»	»	»	2	1	8
Folie systématisée	2	4	3	2	4	2	»	1	1	4	5	4	32
Démence vésanique	»	»	»	»	2	»	»	»	1	»	»	1	4
Démence sénile et organique. . .	2	1	8	2	6	3	2	3	1	8	2	3	41
Folie paralytique	1	6	1	»	1	»	6	»	»	1	1	2	19
Folie névrosique. ⎰ Hypochondrie	1	1	»	1	»	»	»	»	»	»	»	»	3
Hystérie. . .	»	2	»	»	»	»	»	1	2	1	2	»	8
Epilepsie. . .	1	1	»	2	1	2	1	2	2	2	2	1	17
Folie toxique (alcoolique). . . .	1	»	»	»	»	1	»	1	»	»	»	»	3
Folie morale.	»	»	»	»	0	»	»	1	»	»	1	»	2
Idiotie et imbécillité	»	1	3	2	1	3	2	2	1	1	3	1	20
Non aliénées	»	»	»	»	»	»	»	»	»	»	»	»	»
Totaux.	17	19	28	15	25	25	27	16	19	19	21	18	249

Nous constatons, comme d'habitude, de grandes variations d'un mois à un autre, sans qu'on puisse rattacher ces variations à une influence saisonnière. Le maximum se trouve au mois de mars, avec 28 admissions, et le minimum au mois d'avril, avec 15 admissions.

Le groupement par trimestres donne :

1er trimestre.............. 64 admissions.
2e —   65   —
3° —   62   —
4e —   59   —

L'écart n'est pas considérable d'un trimestre à un autre.

Nous divisons, comme dans nos rapports précédents, les malades entrantes en trois catégories :

1° Admises pour la première fois dans un asile ;

2° Réintégrées par suite de rechute ou sorties avant guérison ;

3° Admises par transférement d'un autre asile.

Admissions pour la première fois dans un asile.

Les malades admises pour la première fois dans un asile forment la catégorie la plus intéressante à examiner, car c'est celle qui permet de suivre le développement de l'aliénation mentale dans le pays. Les admissions de cette catégorie sont, pour l'année 1895, au nombre de 203, dépassant de 23 unités la moyenne des cinq années précédentes.

Ces admissions se répartissent ainsi dans les divers mois de l'année :

NATURE DES AFFECTIONS		Janvier	Février	Mars	Avril	Mai	Juin	Juillet	Août	Septembre	Octobre	Novembre	Décembre	TOTAUX
Manie.		1	»	5	1	1	4	7	1	2	»	»	1	23
Mélancolie.		4	2	6	4	5	8	3	3	9	»	2	3	49
Folie périodique.		»	»	»	»	»	»	»	»	»	»	»	»	»
Folie systématisée.		2	2	3	2	2	2	»	»	1	3	5	4	26
Démence vésanique		»	»	»	»	2	»	»	»	1	»	»	»	3
Démence sénile et organique		2	1	8	2	5	3	2	3	»	8	2	3	39
Folie paralytique		1	6	»	»	1	»	5	»	»	1	1	2	17
Folie névrosique. { Hypochondrie		1	1	»	1	»	»	»	»	»	»	»	»	3
Hystérie.		»	1	»	»	»	»	»	1	1	1	»	»	5
Épilepsie.		1	1	»	2	1	2	1	2	»	2	2	1	15
Folie toxique		1	»	»	»	»	1	»	1	»	»	»	»	3
Folie morale		»	»	»	»	»	»	»	1	»	»	»	»	1
Idiotie et imbécillité		»	1	3	2	1	3	2	2	»	1	3	1	19
Non aliénées		»	»	»	»	»	»	»	»	»	»	»	»	»
Totaux.		13	15	25	14	18	23	20	14	14	16	16	15	203

Comme d'usage, à Saint-Yon, c'est la mélancolie qui vient en première ligne, par ordre de fréquence; vient ensuite, pour 1895, la démence sénile ou organique.

Au point de vue de l'âge des malades admises pour la première fois dans un asile, nous trouvons la répartion suivante :

AGES DES MALADES ADMISES POUR LA PREMIÈRE FOIS DANS UN ASILE	Manie	Mélancolie	Folie périodique	Folie systématisée	Démence vésanique	Démence sénile et organiq.	Folie paralytique	Folie névrosique			Folie toxique	Folie morale	Idiotie et imbécillité	Non aliénées	TOTAUX
								Hypochondrie	Hystérie	Epilepsie					
Moins de 15 ans	»	»	»	»	»	»	»	»	»	1	»	»	4	»	5
De 15 à 20 ans.	3	2	»	1	»	»	»	»	»	2	»	»	2	»	10
De 20 à 25 ans.	5	»	»	»	»	»	1	»	3	2	»	»	1	»	12
De 25 à 30 ans.	1	6	»	1	»	»	»	»	2	3	»	»	4	»	17
De 30 à 35 ans.	3	5	»	4	»	»	»	»	»	2	1	1	1	»	17
De 35 à 40 ans.	1	9	»	4	»	»	3	»	»	2	»	»	3	»	22
De 40 à 45 ans. . . .	3	6	»	4	1	»	10	»	»	1	»	»	»	»	25
De 45 à 50 ans.	4	6	»	4	1	»	1	2	»	2	1	»	2	»	23
De 50 à 55 ans.	»	7	»	3	1	3	1	»	»	»	»	»	»	»	15
De 55 à 60 ans.	1	2	»	2	»	4	1	1	»	»	1	»	2	»	14
De 60 à 65 ans.	1	4	»	3	»	6	»	»	»	»	»	»	»	»	14
De 65 à 70 ans.	1	2	»	»	»	8	»	»	»	»	»	»	»	»	11
De 70 à 75 ans.	»	»	»	»	»	13	»	»	»	»	»	»	»	»	13
De 75 à 80 ans	»	»	»	»	»	3	»	»	»	»	»	»	»	»	3
Au dessus de 80 ans . .	»	»	»	»	»	2	»	»	»	»	»	»	»	»	2
Totaux	23	49	»	26	3	39	17	3	5	15	3	1	19	»	203

Au point de vue de l'état-civil, les malades admises pour la première fois dans un asile se répartissent ainsi :

	Célibataires	Mariées	Veuves	Divorcées	TOTAUX
Manie.	7	14	2	»	23
Mélancolie	18	25	6	»	49
Folie périodique	»	»	»	»	»
Folie systématisée	7	12	7	»	26
Démence vésanique	»	»	3	»	3
Démence sénile et organique	5	12	22	»	39
Folie paralytique.	6	9	2	»	17
Folie névrosique { Hypochondrie	»	2	1	»	3
{ Hystérie	4	1	»	»	5
{ Epilepsie.	8	3	4	»	15
Folie toxique (alcoolique)	1	2	»	»	3
Folie morale	1	»	»	»	1
Idiotie et imbécillité	19	»	»	»	19
TOTAUX.	76	80	47	. »	203

Ce que ce relevé présente de plus saillant, c'est la proportion de veuves atteintes de démence, et il y a là évidemment une question d'assistance. Une partie de ces malades a été envoyée à l'Asile parce qu'il n'y avait plus de famille pour donner des soins. Toutes les idiotes ou imbéciles admises étaient célibataires, ce qui est dans l'ordre naturel des choses. Neuf malades sur dix-sept atteintes de folie paralytique, étaient des femmes mariées.

ÉTIOLOGIE

L'étude des causes présente toujours le plus grand intérêt.

L'hérédité joue un rôle important comme cause prédisposante. Malheureusement, les renseignements qui nous sont fournis sur la famille des malades amenées sont souvent incomplets, et, par conséquent, nous ne pouvons pas dresser un tableau exact des antécédents héréditaires des aliénées admises pour la première fois dans un asile.

Nous avons cru intéressant de mettre en regard la forme de folie et les antécédents héréditaires qui nous ont été signalés.

Le relevé porte sur 58 malades.

	Manie	Mélancolie	Folie périodique	Folie systématisée	Démence vésanique	Démence sénile ou organique	Folie paralytique	Folie névrosique Hypochondrie	Hystérie	Epilepsie	Folie toxique (alcoolique)	Folie morale	Idiotie et imbécillité	TOTAUX
Hérédité vésanique { Directe	3	8	»	1	»	3	»	»	»	1	»	»	2	18
Collatérale . .	1	3	»	»	»	2	»	»	»	1	»	»	3	10
Hérédité nerveuse	1	2	»	3	»	»	2	1	2	»	»	»	»	11
Père ou mère alcoolique . .	1	»	»	»	»	2	»	»	»	3	»	1	3	10
Père syphilitique	»	»	»	»	»	»	»	»	»	»	»	»	1	1
Père ou mère suicidé	1	»	»	1	»	»	»	»	»	1	»	»	»	3
Frère suicidé	»	»	»	»	»	»	»	»	»	1	»	»	»	1
Frayeur pendant la grossesse de la mère .	»	»	»	»	»	»	»	»	»	»	»	»	1	1
Illégitimité	»	»	»	»	»	»	»	»	1	1	»	»	1	3
Totaux	7	13	»	5	»	7	2	1	3	8	»	1	11	58

Les causes occasionnelles sont variées et peuvent se subdiviser en causes physiques et causes morales.

Comme causes physiques, on relève :

Abus alcooliques	23 cas.	Néphrite	1	—
Inconduite et débauche	1 —	Attaques d'éclampsie	1	—
Insolation	1 —	Érysipèle	1	—
Traumatisme crânien	3 —	Fièvre typhoïde	6	—
Opératon chirurgicale	1 —	Convulsions de l'enfance	2	—
Syphilis	5 —	Ménopause	2	—
Anémie	1 —	Parturition	7	—
Rhumatisme	1 —	Sénilité	29	—

La malade chez laquelle on a signalé une insolation était atteinte de paralysie générale.

Les trois malades ayant eu un traumatisme crânien, étaient atteintes :

1 de manie.
1 de mélancolie.
1 de paralysie générale.

La malade ayant subi une opération chirurgicale (à la suite d'un abcès de la région anale) était hypochondriaque.

Les cinq malades syphilitiques étaient atteintes :

2 de mélancolie.	1 de démence organique.
1 de folie systématisée.	1 de paralysie générale.

Les causes morales sont généralement beaucoup plus vagues.

C'est ainsi qu'on nous a signalé :

Misère et privations	23 cas.	Frayeur, émotions vives	15 —
Jalousie	4 —	Chagrins, contrariétés, dé-	
Mysticisme	6 —	ceptions	23 —

Pays d'origine des aliénées admises pour la première fois dans un asile d'aliénés.

Les malades reçues en 1895, à Saint-Yon, se classent ainsi par départements ou pays d'origine :

Aube	1	*Report*	33
Calvados	7	Pas-de-Calais	1
Côtes-du-Nord	2	Sarthe	1
Eure	8	Seine	1
Finistère	1	Seine-Inférieure	152
Gironde	1	Somme	4
Ille-et-Vilaine	1	Var	2
Loir-et-Cher	1	*Étranger.*	
Loire-Inférieure	1		
Loiret	1	Angleterre	2
Manche	4	Espagne	1
Mayenne	1	Italie	1
Oise	2	Alsace-Lorraine	5
Orne	2	TOTAL	203
A reporter	33		

La proportion des malades originaires du département de la Seine-Inférieure est de 74 87 0/0.

Nous avons établi la répartition par arrondissements et par cantons des 152 malades originaires du département. Nous présentons, en regard, la répartition des malades admises, d'après leur domicile, en distinguant celles qui étaient originaires du canton et celles qui étaient venues s'y établir :

ARRONDISSEMENT DE DIEPPE.

	Admissions d'après le lieu de naissance.	Admissions d'après le domicile de secours.		
		Originaires du canton où les malades étaient domiciliées.	Venues dans le canton.	TOTAL
Canton de Bacqueville	5.	2	1	3
— de Bellencombre	».	»	1	1
— de Dieppe	5.	3	6	9
— d'Envermeu	6.	2	»	2
— d'Eu	1.	1	3	4
— de Longueville	».	»	»	»
— d'Offranville	1.	»	»	»
— de Tôtes	5.	3	»	3
Total	23.	11	11	22

ARRONDISSEMENT DU HAVRE.

Canton de Bolbec	7.	4	3	7
— de Criquetot-l'Esneval	».	»	3	3
— de Fécamp	3.	2	1	3
— de Goderville	4.	1	»	1
— du Havre	18.	16	24	40
— de Lillebonne	2.	2	2	4
— de Montivilliers	5.	»	1	1
— de St-Romain-de-Colbosc	2.	1	»	1
Total	41.	26	34	60

ARRONDISSEMENT DE NEUFCHATEL.

Canton d'Argueil	1.	»	»	»
— d'Aumale	1.	»	»	»
— de Blangy	1.	»	1	1
— de Forges	2.	2	»	2
— de Gournay	».	»	»	»
— de Londinières	1.	»	»	»
— de Neufchâtel	1.	»	»	»
— de Saint-Saëns	1.	»	1	1
Total	8.	2	2	4

ARRONDISSEMENT DE ROUEN.

	Admissions d'après le lieu de naissance.	Admissions d'après le domicile de secours.		
		Originaires du canton où les malades étaient domiciliées.	Venues dans le canton.	TOTAL
Canton de Boos	2.	1	1	2
— de Buchy	3.	1	»	1
— de Clères	1.	1	3	4
— de Darnétal	2.	2	6	8
— de Duclair	2.	1	1	2
— d'Elbeuf	13.	12	15	27
— de Grand-Couronne	».	»	6	6
— de Maromme	7.	2	1	3
— de Pavilly	2.	»	1	1
— de Rouen	20.	14	30	44
— de Sotteville-lès-Rouen	2.	2	4	6
TOTAL	54.	36	68	104

ARRONDISSEMENT D'YVETOT.

Canton de Cany	7.	1	»	1
— de Caudebec-en-Caux	2.	»	»	»
— de Doudeville	2.	1	»	1
— de Fauville	2.	»	1	1
— de Fontaine-le-Dun	2.	»	»	»
— d'Ourville	4.	1	»	1
— de Saint-Valery-en-Caux	1.	»	»	»
— de Valmont	2.	1	1	2
— d'Yerville	3.	»	1	1
— d'Yvetot	1.	»	»	»
TOTAL	26.	4	3	7

RÉCAPITULATION.

Arrondissement de Dieppe	23.	11	11	22
— du Havre	41.	26	34	60
— de Neufchâtel	8.	2	2	4
— de Rouen	54.	36	68	104
— d'Yvetot	26.	4	3	7
TOTAL	152.	79	118	197
Pour ordre : domiciliées dans un autre département				6
Ensemble				203

Ces relevés montrent le mouvement qui s'opère dans la population, l'émigration des cantons ruraux, l'immigration dans les villes ou régions industrielles.

ALIÉNÉES CONDAMNÉES

Trois aliénées admises en 1895 subissaient une condamnation et étaient amenées de la prison. Deux de ces malades étaient atteintes de manie et l'accès de folie ne paraissait pas antérieur à la condamnation. La troisième, âgée de 72 ans, était atteinte de démence sénile et avait été condamnée, trois jours auparavant, pour vol, à trois mois de prison. Il était évident que l'état mental de la malade avait été méconnu par le Tribunal correctionnel au moment de la comparution. Le certificat de vingt-quatre heures signala que la malade n'avait pas conscience d'avoir subi une condamnation, de venir de prison et d'être amenée dans un asile. A la lecture du certificat de vingt-quatre heures, M. Brayard, chef de division, chargé du service des aliénés, appela l'attention du Préfet sur ce fait, et le Procureur général, saisi de l'affaire, fit d'office appel du jugement du Tribunal correctionnel.

La Cour réforma le jugement et prononça l'acquittement. La procédure fut très simple et sans frais.

Ce fait est intéressant, parce qu'il montre comment une erreur judiciaire en première instance peut être réparée par voie d'appel, et a fait l'objet d'une communication au dernier Congrès des Médecins-Aliénistes réunis à Bordeaux. L'article 205 du Code d'Instruction criminelle donne au Procureur général un délai de deux mois pour faire appel des jugements d'un tribunal de première instance, et, dans la majorité des cas, les aliénés ayant subi une condamnation imméritée, parce que leur état mental a été méconnu, sont transférés à l'Asile avant l'expiration de ce délai de deux mois.

Réintégrées par suite de rechute ou de sortie avant guérison.

Il s'agit ici des malades qui, sorties guéries ou retirées par leur famille, ont dû, par suite de rechute ou d'aggravation dans les symptômes, être ramenées à l'asile.

Ces malades se répartissent ainsi :

NATURE DES AFFECTIONS	1re Réintégration	2me Réintégration	3me Réintégration	4me Réintégration	5me Réintégration	6me Réintégration	7me Réintégration	TOTAUX
Manie	4	4	»	1	»	»	»	9
Mélancolie	9	1	»	»	»	»	»	10
Folie périodique	1	»	3	»	1	1	2	8
Folie systématisée	4	1	»	»	»	»	»	5
Démence vésanique	»	»	»	»	»	»	»	»
Démence sénile et organique . . .	1	»	»	»	»	»	»	1
Folie paralytique.	2	»	»	»	»	»	»	2
Folie névrosique { Hypochondrie	»	»	»	»	»	»	»	»
Hystérie	3	»	»	»	»	»	»	3
Epilepsie	1	»	»	»	»	»	»	1
Folie toxique.	»	»	»	»	»	»	»	»
Folie morale	»	»	»	»	»	»	»	»
Idiotie et imbécillité	1	»	»	»	»	»	»	1
Totaux.	26	6	3	1	1	1	2	40

Les réintégrations ont eu lieu dans les mois suivants :

NATURE DES AFFECTIONS	Janvier	Février	Mars	Avril	Mai	Juin	Juillet	Août	Septembre	Octobre	Novembre	Décembre	TOTAUX
Manie.	3	»	»	1	2	»	1	1	»	»	1	»	9
Mélancolie	»	1	2	»	2	1	2	»	»	1	»	1	10
Folie périodique	1	»	»	»	»	1	3	»	»	»	2	1	8
Folie systématisée	»	2	»	»	1	»	»	1	»	1	»	»	5
Démence vésanique.	»	»	»	»	»	»	»	»	»	»	»	»	»
Démence sénile et organique. . .	»	»	»	»	»	»	»	»	1	»	»	»	1
Folie paralytique.	»	»	1	»	»	»	1	»	»	»	»	»	2
Folie névrosique { Hypochondrie . . .	»	»	»	»	»	»	»	»	»	»	»	»	»
Hystérie	»	1	»	»	»	»	»	»	1	»	1	»	3
Epilepsie	»	»	»	»	»	»	»	»	1	»	»	»	1
Folie toxique (alcoolique).	»	»	»	»	»	»	»	»	»	»	»	»	»
Folie morale	»	»	»	»	»	»	»	»	»	»	»	»	»
Idiotie et imbécillité	»	»	»	»	»	»	»	»	1	»	»	»	1
Totaux.	4	4	3	1	5	2	7	2	4	2	4	2	40

Pas plus ici que pour l'ensemble des admissions, on ne peut trouver de relation entre le mouvement des réintégrations et une influence saisonnière. Comme d'habitude, ce sont les vésaniques qui fournissent la grande majorité des réintégrations.

Le tableau suivant présente l'âge des réintégrées.

AGES	Manie	Mélancolie	Folie périodique	Folie systématisée	Démence sénile et organiq.	Folie paralytique	Folie névrosique		Folie morale	Idiotie et imbécillité	TOTAUX
							Hystérie	Épilepsie			
Moins de 15 ans	»	»	»	»	»	»	»	»	»	»	»
De 15 à 20 ans	»	»	»	»	»	»	1	»	»	»	1
De 20 à 25 ans	»	1	»	»	»	»	1	1	»	»	3
De 25 à 30 ans	1	»	»	»	»	»	»	»	»	»	1
De 30 à 35 ans	2	4	»	»	»	1	1	»	»	»	8
De 35 à 40 ans	4	1	2	»	»	»	»	»	»	»	7
De 40 à 45 ans	1	»	2	1	»	»	»	»	»	1	5
De 45 à 50 ans	»	1	»	1	»	1	»	»	»	»	3
De 50 à 55 ans	»	2	2	»	»	:	»	»	»	»	4
De 55 à 60 ans	»	1	2	2	»	»	»	»	»	»	5
De 60 à 65 ans	»	»	»	1	»	»	»	»	»	»	1
De 65 à 70 ans	1	»	»	»	»	»	»	»	»	»	1
De 70 à 75 ans	»	»	»	»	»	»	»	»	»	»	»
Au-dessus de 75 ans	»	»	»	»	1	»	»	»	»	»	1
Totaux	9	10	8	5	1	2	3	1	»	1	40

Ce relevé ne présente aucun fait bien saillant à signaler.

Admises par transfèrement d'un autre asile.

Nous n'insistons pas sur cette dernière catégorie, qui offre peu d'intérêt au point de vue médical, puisqu'il s'agit d'une mesure d'ordre administratif. Ces malades figurent déjà dans la statistique d'autres établissements, et on ne pourrait pas les comprendre dans la statistique des aliénées en France sans faire de double emploi.

3 malades ont été transférées des asiles de la Seine.

Elles étaient atteintes :

1 de manie.

1 de folie systématisée.

1 de démence sénile.

2 malades ont été transférées de l'asile du Bon-Sauveur de Caen.

Elles étaient atteintes :

     1 d'épilepsie.

     1 de folie morale.

1 malade a été transférée de l'asile de Bonneval (Eure-et-Loir).

Elle était atteinte de démence vésanique.

SORTIES

Guérisons et Améliorations

L'examen des tableaux représentant les guérisons et améliorations fournit les données habituelles. Le chiffre des malades y est de 69, c'est-à-dire, 4,9 0/0 des malades traitées (1,386). L'immense majorité des guérisons et améliorations est formée par les malades n'ayant séjourné qu'un an ou moins à l'asile (49). Les guérisons (3), et plus particulièrement les améliorations (9) sont relativement assez fréquentes dans le cours ou mieux dans la première moitié de la seconde année de séjour à l'asile.

Les sorties deviennent l'exception quand la maladie mentale, quelle que soit sa forme, a une durée de plus de deux ans, et encore faut-il remarquer qu'on ne constate guère alors que des sorties par amélioration et non plus par guérison. On ne saurait donc trop insister sur la nécessité absolue de faire entrer le plus tôt possible les aliénées à l'asile, nécessité malheureusement trop souvent niée par les familles et parfois même méconnue des médecins.

Un certain nombre de cas de guérison ne peuvent être affirmés qu'avec réserve. C'est même ce qui nous oblige, pour nous rapprocher de la vérité le plus possible, à augmenter le nombre de cas comptés comme amélioration. Il est, en particulier, une catégorie de malades chez lesquelles le diagnostic exact ne peut souvent être porté d'emblée : ce sont celles qui présentent des accès périodiques, et chez qui seule la répétition, à intervalles variables, permet de reconnaître sûrement la nature d'une affection qui, loin d'être bénigne, comme elle semblait l'être d'abord, est au contraire l'une des formes incurables d'aliénation mentale.

Le tableau suivant représente le nombre de guérisons et d'améliorations, suivant la durée du séjour des malades à l'asile. On remarquera que le plus grand nombre des cas rentre dans les psychoses simples : manie et mélancolie ; c'est là d'ailleurs ce qu'on constate d'ordinaire.

DURÉE DU SÉJOUR A L'ASILE	GUÉRISONS						AMÉLIORATIONS									TOTAL GÉNÉRAL
	Manie	Mélancolie	Folie systématisée	Folie toxique (alcoolique)	Folie paralytique	TOTAL	Manie	Mélancolie	Folie périodique	Folie systématisée	Folie paralytique	Folie névrosique (hypochondrie)	Folie névrosique (hystérie)	Folie morale	TOTAL	
Moins de 1 mois. .	1	1	»	1	»	3	»	»	»	»	»	»	»	»	»	3
De 1 à 2 mois . . .	»	1	»	»	»	1	»	1	1	»	»	»	»	»	2	3
De 2 à 3 mois . . .	»	3	»	1	»	4	1	»	»	1	»	»	»	»	2	6
De 3 à 4 mois . . .	1	1	»	»	»	2	1	1	1	»	»	1	1	»	5	7
De 4 à 5 mois . . .	1	2	»	»	»	3	»	»	»	»	»	»	1	»	1	4
De 5 à 6 mois . . .	1	3	1	»	»	5	»	»	»	»	»	»	»	»	»	5
De 6 à 9 mois . . .	3	2	»	»	»	5	1	4	»	»	»	1	2	»	8	13
De 9 mois à 1 an. .	3	»	»	1	»	4	»	1	»	»	2	»	1	»	4	8
De 1 an à 18 mois .	1	2	»	»	»	3	4	3	»	1	»	»	1	»	9	12
De 18 mois à 2 ans.	»	»	»	»	»	»	»	»	»	»	»	»	1	»	1	1
De 2 à 3 ans	»	1	»	»	»	1	1	»	»	»	»	»	1	»	2	3
De 3 à 4 ans	»	»	»	»	»	»	»	»	»	»	»	»	»	»	»	»
De 4 à 5 ans	»	»	»	»	»	»	»	»	»	1	»	»	»	»	1	1
7 ans.	»	»	»	»	»	»	»	»	»	1	»	»	»	»	1	1
12 ans	»	»	»	»	»	»	»	1	»	»	»	»	»	»	1	1
14 ans	»	»	»	»	»	»	»	1	»	»	»	»	»	»	1	1
Totaux. . .	11	16	1	3	»	31	8	12	2	4	2	2	8	»	38	60

Les guérisons et améliorations sont plus fréquentes avant l'âge de 45 ans; nous en notons 46 contre 23 au-delà de cet âge. C'est, en effet, à cette époque, que commencent à apparaître les premiers signes de la sénilité, en particulier chez les alcooliques, et cette sénilité précoce aggrave d'autant le pronostic, pour ne parler que de l'état mental.

Le tableau suivant exprime le nombre et les formes d'affections mentales d'après l'âge des malades :

AGES	GUÉRISONS						AMÉLIORATIONS									TOTAL GÉNÉRAL
	Manie	Mélancolie	Folie systématisée	Folie névrosique (hystérie)	Folie toxique	TOTAL	Manie	Mélancolie	Folie périodique	Folie systématisée	Folie paralytique	Folie névrosique (hypochondrie)	Folie névrosique (hystérie)	Folie morale	TOTAL	
Moins de 15 ans . .	»	»	»	»	»	»	»	»	»	»	»	»	»	»	»	»
De 15 à 20 ans. . .	2	»	»	»	»	2	»	»	»	»	»	»	1	»	1	3
De 20 à 25 ans. . .	3	»	»	»	»	3	»	1	»	»	»	»	4	»	5	8
De 25 à 30 ans. . .	1	1	»	»	1	2	»	1	»	»	»	»	2	»	3	5
De 30 à 35 ans. . .	»	3	»	»	1	4	1	4	»	1	1	»	»	»	7	11
De 35 à 40 ans. . .	2	2	»	»	»	4	2	1	»	»	»	»	»	»	3	7
De 40 à 45 ans. . .	1	5	»	»	»	6	2	2	»	»	1	»	1	»	6	12
De 45 à 50 ans. . .	1	1	»	»	1	3	1	1	»	2	»	1	»	»	5	8
De 50 à 55 ans. . .	»	2	»	»	»	2	»	»	2	»	»	»	»	»	2	4
De 55 à 60 ans. . .	»	»	1	»	1	2	»	»	»	1	»	1	»	»	2	4
De 60 à 65 ans. . .	»	2	»	»	»	2	1	1	»	»	»	»	»	»	2	4
De 65 à 70 ans. . .	1	»	»	»	»	1	1	»	»	»	»	»	»	»	1	2
De 70 à 75 ans. . .	»	»	»	»	»	»	»	1	»	»	»	»	»	»	1	1
Totaux. . .	11	16	1	»	3	31	8	12	2	4	2	2	8	»	38	69

Nous ne nous sommes préoccupés jusqu'ici que des sorties de malades guéries ou améliorées. Le nombre des sorties a été en réalité plus considérable. Trente autres malades ont été transférées ou réclamées par leur famille ou sont sorties par d'autres causes dont le détail n'offre pas d'intérêt particulier. Une malade s'est évadée et n'a pas été réintégrée.

Le mouvement général des sorties est de 99, comme l'indique le tableau suivant, ordonné suivant les mois :

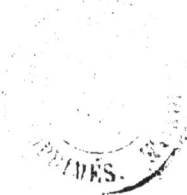

	Janvier	Février	Mars	Avril	Mai	Juin	Juillet	Août	Septembre	Octobre	Novembre	Décembre	TOTAUX
Sorties par guérison													
Manie	»	1	»	1	1	1	3	»	»	»	1	3	11
Mélancolie	2	»	1	»	1	»	1	»	2	4	2	3	16
Folie systématisée	»	»	»	»	»	»	1	»	»	»	»	»	1
Folie toxique (alcoolique)	1	»	»	»	»	»	1	»	»	1	»	»	3
Totaux	3	1	1	1	2	1	6	»	2	5	3	6	31
Sorties par amélioration													
Manie	1	1	»	»	»	»	1	»	1	2	1	1	8
Mélancolie	2	»	1	»	2	2	1	2	»	»	2	»	12
Folie périodique	»	»	»	»	1	»	»	»	1	»	»	»	2
Folie systématisée	1	1	1	»	»	»	1	»	»	»	»	»	4
Folie paralytique	»	»	»	»	1	1	»	»	»	»	»	»	2
Folie névrosique { hypochondrie	»	»	»	»	»	»	»	1	»	»	1	»	2
Hystérie	1	»	2	»	»	1	»	2	1	»	1	»	8
Totaux	5	2	4	»	4	4	3	5	3	2	5	1	38
Sorties par transfèrement													
Mélancolie	»	»	»	»	»	»	»	»	»	»	»	1	1
Folie systématisée	»	»	»	»	»	»	»	»	»	»	»	»	»
Folie paralytique	1	»	»	»	»	»	»	»	»	»	»	»	1
Imbécillité	»	»	»	»	1	»	»	»	»	»	»	»	1
Totaux	1	»	»	»	1	»	»	»	»	»	»	1	3
Sorties par autres causes													
Manie	»	»	»	»	»	»	»	1	1	»	»	»	2
Mélancolie	»	1	»	»	»	»	1	1	»	1	1	»	5
Folie systématisée	»	»	1	»	»	»	»	»	»	1	»	»	2
Folie paralytique	»	»	1	»	»	»	»	»	1	»	»	»	2
Démence sénile ou organique	»	»	»	»	1	»	»	1	2	»	»	»	4
Folie névrosique { Hypochondrie	1	»	»	»	»	»	»	»	»	»	»	»	1
Épilepsie	»	»	»	»	1	2	»	1	»	»	»	»	4
Folie toxique (alcoolique)	»	»	1	»	»	»	»	»	»	»	»	»	1
Folie morale	»	»	1	»	»	»	»	»	»	»	»	»	1
Idiotie et imbécillité	1	»	1	2	»	»	»	»	1	»	»	»	5
Totaux	2	1	5	2	2	2	1	4	5	2	1	»	27
Total général	11	4	10	3	9	7	10	9	10	9	9	8	99

Assistance aux aliénées sortant de l'asile.

Indépendamment de leur pécule réglementaire, les aliénées nécessiteuses sortantes peuvent, en attendant l'organisation d'une Société de patronage, recevoir des secours en argent et en nature. La caisse de secours, fondée en 1893, a pris de l'extension.

La première année, on avait assisté onze femmes, en distribuant 106 fr. de secours en argent et vingt objets de vêture.

La seconde année, treize femmes ont été assistées ; les secours en argent ont été de 170 fr. et vingt-sept objets de vêture ont été donnés.

En 1895, troisième année de fonctionnement, vingt femmes ont été assistées. Cinq ont reçu simultanément un secours en argent et un secours en nature ; onze ont reçu un secours en argent ; quatre seulement un secours en nature. La somme distribuée a été de 299 fr., et cinquante-trois objets de vêture ont été donnés.

La Caisse de secours, commune aux deux asiles de Quatre-Mares et Saint-Yon, avait, au 31 décembre 1895, un livret de Caisse d'Épargne de 4,030 fr. 47, et 264 fr. 98, espèces en caisse. La Caisse de secours est autorisée à avoir à la Caisse d'Épargne de Rouen un crédit pouvant s'élever à 8,000 francs. Les vestiaires, créés en vue des secours en nature sont bien approvisionnés.

La Caisse de secours est alimentée par le pécule des aliénées décédées, par les dons de personnes bienfaisantes, et par les intérêts des fonds placés. Comme les ressources fournies par la Caisse vont en croissant, l'assistance donnée aux aliénées nécessiteuses sortant de l'asile ne peut que prendre de plus amples développements.

DÉCÈS

Le total des décès, pour l'année 1895, a été de 159, ce qui fait une proportion de 14,03 0/0, par rapport à la population moyenne (1,133), et de 11,04 0/0, par rapport à la population traitée (1,386). Les chiffres sont notablement supérieurs à ceux de l'année précédente, où l'on n'a enregistré que 117 décès.

Le tableau suivant est dressé d'après le chiffre des décès dans les différents mois de l'année :

CAUSES DES DÉCÈS	Janvier	Février	Mars	Avril	Mai	Juin	Juillet	Août	Septembre	Octobre	Novembre	Décembre	TOTAUX
Ramollissement cérébral	»	1	1	1	1	1	»	»	1	2	»	»	8
Congestion cérébrale	»	»	2	»	»	»	»	2	2	»	1	»	7
Hémorrhagie cérébrale	»	»	»	2	»	»	»	»	»	»	»	»	2
Paralysie générale	»	1	»	»	1	1	3	»	»	»	1	1	8
Attaques d'épilepsie.	»	»	»	»	»	»	1	1	»	»	»	»	2
Syncope.	»	»	»	»	1	»	»	»	»	»	»	»	1
Affection organique du cœur . . .	»	2	»	4	1	2	»	1	»	»	1	2	13
Congestion pulmonaire	1	3	1	1	1	»	1	1	»	»	1	1	11
Bronchite.	»	1	»	»	»	»	»	»	1	»	»	2	4
Broncho-pneumonie	»	»	3	»	»	»	»	»	»	»	»	»	3
Pleuro-pneumonie	»	»	»	»	1	»	»	»	»	»	»	»	1
Pneumonie.	1	1	»	»	»	»	1	»	1	»	»	»	4
Gastro-entérite	»	»	»	1	1	»	»	»	»	»	1	»	3
Entérite.	1	1	1	2	2	1	1	2	4	4	2	9	30
Péritonite.	»	»	1	»	»	»	»	»	»	»	»	»	1
Cancer de l'estomac.	»	3	»	»	»	»	»	»	»	»	»	»	3
Tuberculose.	»	1	»	»	1	»	»	1	1	1	5	1	11
Parotidite.	»	»	»	»	»	»	»	»	»	1	»	»	1
Carie osseuse . . . . , .	»	1	»	»	»	»	»	»	»	»	»	»	1
Hernie étranglée	»	»	»	»	»	»	1	»	»	»	»	»	1
Brûlure.	»	»	»	»	1	»	»	»	»	»	»	»	1
Fièvre typhoïde.	»	»	»	»	»	»	1	»	»	»	»	»	1
Délire aigu	»	»	»	»	1	1	»	»	1	»	»	»	3
Cachexie	3	2	2	3	6	4	4	5	3	1	4	2	39
Totaux.	6	17	11	14	18	10	13	13	14	9	16	18	159

On remarquera que les décès sont dus surtout à l'entérite chronique et à la cachexie, puis aux affections pulmonaires aiguës et à la tuberculose. Les maladies épidémiques n'ont causé qu'un nombre de décès minime. La fièvre typhoïde, en particulier, a été remarquablement bénigne; nous n'enregistrons, en effet, qu'une seule mort; d'ailleurs le nombre des cas avait été très petit.

Pour la grippe, le nombre des décès a été aussi très faible; mais ici, la morbidité avait été assez élevée et porte la marque de l'influence saisonnière; d'ailleurs, si l'on considère le nombre total des décès causés par les affections pulmonaires, de quelque nature qu'elles soient, on note, comme cela a lieu en général, que le chiffre en est bien plus élevé pour les trois premiers et les deux derniers mois de l'année que pour la période intermédiaire. Il est vrai de dire que, dans le mois de novembre, eut lieu un nombre relativement grand de morts par tuberculose (5 sur 11).

Pour l'entérite, quoique les cas les plus nombreux se soient produits dans la saison chaude, c'est dans les quatre derniers mois que nous notons le plus grand nombre de décès, en particulier dans le mois de décembre. Dans un tiers des cas, les malades étaient âgées de plus de soixante ans.

Le tableau suivant indique l'âge des malades décédées et la maladie mentale dont elles étaient atteintes :

AGE DES DÉCÉDÉES.	Manie.	Mélancolie.	Folie systématisée.	Démence vésanique.	Démence sénile et organique.	Folie paralytique.	Folie névrosique Hystérie.	Épilepsie.	Idiotie et imbécillité.	TOTAUX.
Au-dessous de 15 ans	»	»	»	»	»	»	»	»	1	1
De 15 à 20 ans	1	»	»	»	»	»	»	»	1	2
De 20 à 25 ans	»	»	»	»	»	»	»	2	1	3
De 25 à 30 ans	1	1	»	»	1	»	»	1	1	5
De 30 à 35 ans	2	6	»	»	»	»	»	2	2	12
De 35 à 40 ans	3	6	1	»	»	6	»	2	2	20
De 40 à 45 ans	1	1	»	»	2	5	»	»	1	10
De 45 à 50 ans	1	4	1	1	1	1	»	3	1	13
De 50 à 55 ans	»	4	2	»	1	1	»	»	»	8
De 55 à 60 ans	2	1	1	3	3	1	»	3	2	16
De 60 à 65 ans	1	4	3	4	5	»	»	»	»	17
De 65 à 70 ans	4	3	4	3	6	»	»	»	1	21
De 70 à 75 ans	1	1	»	5	10	»	»	»	»	17
De 75 à 80 ans	1	2	1	1	6	»	»	»	»	11
De 80 à 85 ans	»	»	»	»	2	»	»	»	»	2
De 85 à 90 ans	»	»	»	»	1	»	»	»	»	1
De 90 à 95 ans	»	»	»	»	»	»	»	»	»	»
TOTAUX . . .	18	33	13	17	38	14	»	13	13	159

Le tableau suivant indique, en même temps que l'âge des malades, les affections intercurrentes qui ont causé la mort :

CAUSES DES DÉCÈS.	Au-dessous de 15 ans	De 15 à 20 ans	De 20 à 25 ans	De 25 à 30 ans	De 30 à 35 ans	De 35 à 40 ans	De 40 à 45 ans	De 45 à 50 ans	De 50 à 55 ans	De 55 à 60 ans	De 60 à 65 ans	De 65 à 70 ans	De 70 à 75 ans	De 75 à 80 ans	De 80 à 85 ans	De 85 à 90 ans	De 90 à 95 ans	TOTAUX.
Ramollissement cérébral . . .	»	»	»	»	»	»	»	1	»	»	2	3	2	»	»	»	»	8
Congestion cérébrale	»	»	»	»	»	2	»	1	»	»	1	2	1	»	»	»	»	7
Hémorrhagie cérébrale. . . .	»	»	»	»	»	»	»	1	»	»	»	»	1	»	»	»	»	2
Paralysie générale .	»	»	»	»	»	4	2	»	1	1	»	»	»	»	»	»	»	8
Attaques d'épilepsie.	»	»	1	»	»	1	»	»	»	»	»	»	»	»	»	»	»	2
Syncope.	»	»	»	»	»	»	1	»	»	»	»	»	»	»	»	»	»	1
Affection organique du cœur .	»	»	»	»	1	1	»	»	»	1	»	4	5	1	»	»	»	13
Congestion pulmonaire. . . .	»	»	»	»	»	»	2	1	1	1	2	2	1	1	»	»	»	11
Bronchite.	»	»	»	»	»	»	»	»	»	1	1	»	1	»	1	»	»	4
Broncho-pneumonie.	»	»	»	»	»	»	1	»	1	»	»	»	»	»	1	»	»	3
Pleuro-pneumonie .	»	»	»	»	»	»	»	»	»	1	»	»	»	»	»	»	1	1
Pneumonie	»	»	»	»	»	1	1	»	»	1	»	1	»	»	»	»	»	4
Gastro-entérite . . .	»	»	»	»	1	1	»	»	1	»	»	»	»	»	»	»	»	3
Entérite.	1	»	»	1	3	3	3	4	2	2	5	3	2	1	»	»	»	30
Péritonite.	»	»	»	»	1	»	»	»	»	»	»	»	»	»	»	»	»	1
Cancer de l'estomac.	»	»	»	»	»	»	»	1	»	2	»	»	»	»	»	»	»	3
Tuberculose.	»	1	1	2	4	1	»	2	»	»	»	»	»	»	»	»	»	11
Parotidite.	»	»	»	»	»	»	»	»	»	1	»	»	»	»	»	»	»	1
Carie osseuse	»	»	»	»	»	»	»	»	»	1	»	»	»	»	»	»	»	1
Hernie étranglée . .	»	»	»	»	»	»	»	»	»	»	»	1	»	»	»	»	»	1
Brûlure.	»	»	»	»	»	1	»	»	»	»	»	»	»	»	»	»	»	1
Fièvre typhoïde. . .	»	»	1	»	»	»	»	»	»	»	»	»	»	»	»	»	»	1
Délire aigu	»	1	»	»	»	2	»	»	»	»	»	»	»	»	»	»	»	3
Cachexie	»	»	»	2	2	3	»	2	2	6	5	4	5	7	1	»	»	39
Totaux. . . .	1	2	3	5	12	20	10	13	8	16	17	21	17	11	2	1	»	159

Le tableau suivant indique, en même temps que la cause qui a déterminé la mort, la forme d'aliénation mentale dont les malades étaient atteintes :

CAUSE DES DÉCÈS.	Manie	Mélancolie	Folie périodique.	Folie systématisée	Démence vésanique	Démence sénile et organique	Folie paralytique	Folie névrosique Épilepsie	Idiotie et Imbécillité	TOTAUX
Ramollissement cérébral	1	2	»	1	»	4	»	»	»	8
Congestion cérébrale	1	1	»	»	1	3	1	»	»	7
Hémorrhagie cérébrale	»	1	»	»	»	»	»	1	»	2
Paralysie générale	»	»	»	»	»	»	8	»	»	8
Attaques d'épilepsie	»	»	»	»	»	»	»	2	»	2
Syncope	»	»	»	»	»	»	1	»	»	1
Affection organique du cœur	2	2	»	2	2	5	»	»	»	13
Congestion pulmonaire	»	6	»	1	»	3	1	»	»	11
Bronchite	»	»	»	»	2	2	»	»	»	4
Broncho-pneumonie	»	»	»	1	»	1	»	»	1	3
Pleuro-pneumonie	»	1	»	»	»	»	»	»	»	1
Pneumonie	2	»	»	»	»	1	»	1	»	4
Gastro-entérite	»	»	»	1	»	»	»	»	2	3
Entérite	2	7	»	4	2	7	3	2	3	30
Péritonite	»	1	»	»	»	»	»	»	»	1
Cancer de l'estomac	»	»	»	1	1	»	»	»	1	3
Tuberculose	2	4	»	»	1	»	»	2	2	11
Parotidite	»	»	»	»	»	»	»	»	1	1
Carie osseuse	»	»	»	»	»	1	»	»	»	1
Hernie étranglée	»	»	»	1	»	»	»	»	»	1
Brûlure	»	1	»	»	»	»	»	»	»	1
Fièvre typhoïde	»	»	»	»	»	»	»	»	1	1
Délire aigu	2	1	»	»	»	»	»	»	»	3
Cachexie	6	6	»	1	8	11	»	5	2	39
Totaux	18	33	»	13	17	38	14	13	13	159

Le tableau suivant indique la durée du séjour à l'asile des malades decédées ;

DURÉE lu séjour à l'asile des malades décédées	Manie	Mélancolie	Folie périodique	Folie systématisée	Démence vésanique	Démence sénile et organique	Folie paralytique	Folie névrosique			Folie toxique	Folie morale	Idiotie et imbécillité	TOTAUX
								Hypochondrie	Hystérie	Epilepsie				
Moins d'un an	5	11	»	1	»	24	8	»	»	3	»	»	4	56
Un an à 2 ans	2	4	»	1	»	5	»	»	»	1	»	»	2	15
2 ans à 3 ans	2	3	»	2	»	4	4	»	»	1	»	»	1	17
3 ans à 4 ans	1	1	»	2	»	4	1	»	»	»	»	»	»	9
4 ans à 5 ans	»	1	»	»	1	1	»	»	»	»	»	»	»	3
5 ans à 6 ans	1	1	»	2	»	»	1	»	»	»	»	»	»	5
6 ans à 7 ans	»	2	»	1	»	»	»	»	»	1	»	»	1	5
7 ans à 8 ans	1	1	»	»	»	»	»	»	»	1	»	»	1	4
8 ans à 9 ans	»	2	»	1	1	»	»	»	»	1	»	»	»	5
9 ans à 10 ans	»	»	»	»	1	»	»	»	»	»	»	»	»	1
10 ans à 11 ans	2	2	»	1	»	»	»	»	»	»	»	»	1	6
11 ans à 12 ans	»	1	»	»	»	»	»	»	»	1	»	»	»	2
12 ans à 13 ans	»	»	»	1	»	»	»	»	»	»	»	»	1	2
13 ans à 14 ans	»	1	»	»	1	»	»	»	»	1	»	»	»	3
14 ans à 15 ans	»	»	»	1	2	»	»	»	»	»	»	»	»	3
15 ans à 16 ans	»	»	»	»	4	»	»	»	»	1	»	»	»	5
19 ans	»	»	»	»	1	»	»	»	»	»	»	»	»	1
20 ans	»	1	»	»	1	»	»	»	»	»	»	»	»	2
21 ans	»	»	»	»	1	»	»	»	»	»	»	»	»	1
24 ans	»	»	»	»	»	»	»	»	»	»	»	»	1	1
25 ans	»	»	»	»	1	»	»	»	»	1	»	»	»	2
30 ans	»	1	»	»	»	»	»	»	»	»	»	»	»	1
31 ans	1	»	»	»	»	»	»	»	»	1	»	»	»	2
33 ans	1	»	»	»	»	»	»	»	»	»	»	»	»	1
35 ans	»	1	»	»	»	»	»	»	»	»	»	»	1	2
36 ans	1	»	»	»	»	»	»	»	»	»	»	»	»	1
40 ans	»	»	»	»	1	»	»	»	»	»	»	»	»	1
43 ans	»	»	»	»	1	»	»	»	»	»	»	»	»	1
44 ans	1	»	»	»	1	»	»	»	»	»	»	»	»	2
Totaux	18	33	»	13	17	38	14	»	»	13	»	»	13	159

Nous devons noter que sur 159 décès survenus au cours de cette année, près d'un tiers (56), est formé par les malades ayant moins d'un an de séjour à l'asile, chiffre relativement considérable par rapport au nombre des entrées. Le fait s'explique facilement par l'état de misère physiologique dans lequel se trouvaient beaucoup de ces malades au moment de leur entrée à l'asile.

Ces 56 cas ont été réunis dans les deux tableaux suivants, dont l'un indique l'âge des malades, l'autre la maladie mentale et la maladie intercurrente, cause de la mort. L'entérite, la cachexie, les affections pulmonaires nous donnent encore les nombres les plus élevés.

Notons que 22 malades, la moitié pour ainsi dire, avaient soixante ans et au-dessus.

CAUSES DE DÉCÈS DES ALIÉNÉES ayant séjourné moins d'un an à l'Asile	Manie	Mélancolie	Folie périodique	Folie systématisée	Démence vésanique	Démence sénile et organique	Folie paralytique	Folie névrosique			Folie toxique	Folie morale	Idiotie et imbécillité	Non aliénée	TOTAUX
								Hypochondrie	Hystérie	Epilepsie					
Ramollissement cérébral	»	»	»	»	»	3	»	»	»	»	»	»	»	»	3
Congestion cérébrale	»	»	»	»	»	1	»	»	»	»	»	»	»	»	1
Paralysie générale	»	»	»	»	»	»	5	»	»	»	»	»	»	»	5
Syncope	»	»	»	»	»	»	1	»	»	»	»	»	»	»	1
Affection organique du cœur . .	»	1	»	»	»	4	»	»	»	»	»	»	»	»	5
Congestion pulmonaire	»	3	»	»	»	2	»	»	»	»	»	»	»	»	5
Broncho-pneumonie	»	»	»	»	»	1	»	»	»	»	»	»	»	»	1
Pneumonie	»	»	»	»	»	1	»	»	»	1	»	»	»	»	2
Gastro-entérite	»	»	»	»	»	»	»	»	»	»	»	»	1	»	1
Entérite	1	3	»	1	»	5	2	»	»	1	»	»	1	»	14
Péritonite	»	1	»	»	»	»	»	»	»	»	»	»	»	»	1
Cancer de l'estomac	»	»	»	»	»	»	»	»	»	»	»	»	1	»	1
Tuberculose	1	1	»	»	»	»	»	»	»	1	»	»	1	»	4
Délire aigu	2	1	»	»	»	»	»	»	»	»	»	»	»	»	3
Cachexie	1	1	»	»	»	7	»	»	»	»	»	»	»	»	9
Totaux	5	11	»	1	»	24	8	»	»	3	»	»	4	»	56

AGE DES MALADES ayant séjourné moins d'un an à l'asile:	Manie.	Mélancolie.	Folie périodique.	Folie systématisée.	Démence vésanique.	Démence sénile et organique.	Folie paralytique.	Folie névrosique.			Folie toxique.	Folie morale.	Idiotie et imbécillité.	Non aliénée.	TOTAUX.
								Hypochondrie.	Hystérie.	Épilepsie.					
Au dessous de 15 ans	»	»	»	»	»	»	»	»	»	»	»	»	1	»	1
De 15 à 20 ans	1	»	»	»	»	»	»	»	»	»	»	»	»	»	1
De 20 à 25 ans	»	»	»	»	»	»	»	»	»	»	»	»	»	»	»
De 25 à 30 ans	»	»	»	»	»	1	»	»	»	»	»	»	1	»	2
De 30 à 35 ans	1	3	»	»	»	»	»	»	»	1	»	»	»	»	5
De 35 à 40 ans	1	3	»	»	»	»	2	»	»	1	»	»	1	»	8
De 40 à 45 ans	1	1	»	»	»	1	3	»	»	»	»	»	»	»	6
De 45 à 50 ans	»	1	»	»	»	»	1	»	»	1	»	»	»	»	3
De 50 à 55 ans	»	2	»	»	»	1	1	»	»	»	»	»	»	»	4
De 55 à 60 ans	»	»	»	»	»	2	1	»	»	»	»	»	1	»	4
De 60 à 65 ans	»	»	»	1	»	2	»	»	»	»	»	»	»	»	3
De 65 à 70 ans	1	1	»	»	»	4	»	»	»	»	»	»	»	»	6
De 70 à 75 ans	»	»	»	»	»	8	»	»	»	»	»	»	»	»	8
De 75 à 80 ans	»	»	»	»	»	3	»	»	»	»	»	»	»	»	3
De 80 à 85 ans	»	»	»	»	»	2	»	»	»	»	»	»	»	»	2
De 85 à 90 ans	»	»	»	»	»	»	»	»	»	»	»	»	»	»	»
De 90 à 95 ans	»	»	»	»	»	»	»	»	»	»	»	»	»	»	»
Totaux	5	11	»	1	»	24	8	»	»	3	»	»	4	»	56

MALADIES INCIDENTES

Nous rangerons dans ce chapitre toutes les affections autres que les maladies mentales proprement dites, que nous avons eu l'occasion d'observer chez nos malades.

Le tableau suivant permet de se rendre compte du nombre et du degré de fréquence de ces différentes affections :

Système nerveux.

Congestion cérébrale	10
Hémorrhagie cérébrale	4
Ramollissement cérébral	8
Paralysie faciale	1
Paraplégie	1
Névralgie	1

Appareil des sens spéciaux.

Conjonctivite	12
Otite	1

Appareil circulatoire.

Affection organique du cœur	17
Syncope	1
Epistaxis	2
Thyroïdite	1

Appareil respiratoire.

Bronchite	33
Emphysème	5
Broncho-pneumonie	4
Pneumonie	5

Pleuro-pneumonie	1
Pleurésie	1
Congestion pulmonaire	15
Tuberculose	13

Appareil digestif et annexes.

Stomatite	4
Amygdalite	8
Parotidite	1
Embarras gastrique	17
Gastro-entérite	5
Entérite	48
Dysenterie	2
Affection hépatique	2
Péritonite	1
Étranglement herniaire	1

Appareil génito-urinaire.

Métrorrhagie	3
Kyste de l'ovaire	1

Appareil locomoteur.

Entorse	1
Luxations	2
Fractures	2

Maladies des tissus.

Abcès	4
Anthrax	3
Furoncles	1
Tourniole	1
Ulcère variqueux	2
Gangrène	1
Brûlure	1
Ostéite	1

Maladies diathésiques et dycrasiques.

Rhumatisme	5
Carcinose	3
Sarcôme du sein	1
Affections herpétiques	2
Pétéchies	1
Hématome	2

Maladies infectieuses.

Grippe	160
Erysipèle	4
Fièvre typhoïde	4

Au premier rang des maladies incidentes, il convient de placer la grippe qui a régné à l'état épidémique pendant les quatre premiers mois de l'année. Un neuvième environ de la population a payé son tribut à cette affection. Les formes thoraciques ont été les plus fréquentes; néanmoins la maladie s'est présentée sous ses différents aspects habituels, et les déterminations gastriques ou gastro-intestinales ont été loin de constituer une rareté. Dans la majorité des cas, et principalement au début de l'épidémie, les symptômes consistaient en une céphalalgie plus ou moins vive avec courbature et fièvre modérée. L'auscultation permettait de constater, le plus souvent, quelques signes de bronchite légère, et le rétablissement de la malade était assez rapide après un séjour au lit de courte durée. Cependant quelques cas graves se sont produits, et cela, surtout vers la fin de l'épidémie. Comme à l'ordinaire, ce sont les personnes âgées ou débilitées qui ont fourni le plus fort contingent de victimes.

Au point de vue thérapeutique, l'antipyrine, à la dose de deux à quatre grammes, et associée parfois au sulfate de quinine, nous a paru donner d'assez bons résultats. Nous avons reconnu aussi l'heureuse influence d'une médication tonique, dans les cas où la convalescence se prolongeait et où le complet rétablissement se faisait attendre.

Deux enfants et deux adultes ont été atteintes de flèvre typhoïde. Trois de ces cas se sont terminés par la guérison, et un seulement a eu une issue fatale. La malade, une adulte, a succombé assez rapidement à des complications intestinales. Il ne nous a pas été possible de remonter à la source de la contagion.

Aussitôt l'affection diagnostiquée, les malades ont été isolées, et des mesures de désinfection très rigoureuses ont été prises pour éviter la contagion.

Quatre cas d'érysipèle sont survenus. Là encore, comme pour la flèvre typhoïde et toutes les affections contagieuses en général, nous avons eu recours à l'isolement et à la désinfection, par l'étuve à vapeur sous pression, des vêtements et des fournitures de couchage. Notons que ces cas d'érysipèle paraissent n'avoir été que des formes frustes, n'entraînant qu'une réaction fébrile modérée, et avec tendance à une limitation assez étroite de l'érythème cutané.

L'entérite s'est manifestée assez fréquemment (48 cas). C'est principalement pendant la saison chaude que l'on a eu l'occasion de l'observer. Parfois l'affection est bénigne et cède avec facilité aux moyens thérapeutiques appropriés ; cependant, chez certaines malades âgées, ou dont l'état général est défectueux, elle résiste à tout traitement, produit un état cachectique, qui va s'accentuant de plus en plus, et entraîne, au bout de quelques semaines, un dénouement fatal.

Les affections oculaires, sous forme de conjonctivite, se rencontrent surtout chez les agitées. Il en résulte une durée plus longue des accidents, en raison de la résistance que l'on est obligé de surmonter pour donner les soins qui sont nécessaires.

Une malade a présenté une brûlure s'étendant à la presque totalité de la surface du corps. Occupée à l'éplucherie, elle se plongea dans un réservoir d'eau chaude. Ce réservoir, de forme oblongue, a environ 1ᵐ20 de longueur et 70 centimètres de profondeur, et est à un mètre au-dessus du sol. La malade y monta, se tint debout pendant quelques secondes, puis s'y étendit comme elle l'aurait fait dans une baignoire. Phénomène assez singulier : la douleur provoquée par la brûlure des membres inférieurs ne l'empêcha pas de se plonger le reste du corps dans l'eau bouillante. Malgré les soins qui lui furent aussitôt prodigués elle succomba au bout de deux heures.

Dans le domaine des interventions chirurgicales nous avons à signaler une kélotomie, l'ablation d'une tumeur du sein et d'un kyste de l'ovaire.

La kélotomie pratiquée sur une personne d'âge avancé n'a pas été couronnée de succès. La malade est décédée trois jours après l'opération.

La tumeur du sein a présenté quelques difficultés au point de vue du diagnostic. Au début on a pu penser qu'il s'agissait simplement d'un abcès, et une incision pratiquée à ce moment donna issue à une petite quantité de liquide sanieux. Mais, peu à peu, les symptômes initiaux se sont modifiés, et l'on a constaté l'existence d'une masse néoplasique solide, avec adhérence aux téguments. Ceux-ci ne tardèrent pas à s'ulcérer, et il n'était pas douteux que l'on se trouvât en présence d'une tumeur maligne. En même temps que les manifestations locales se caractérisaient, l'affection avait un retentissement marqué sur l'état général ; l'appétit diminuait, l'amaigrissement faisait des progrès, et la malade présentait cette teinte des téguments particulière au cancer. Il n'y avait pas de ganglions dans l'aisselle. L'opportunité d'une intervention chirurgicale n'était plus à discuter, et M. le docteur Cerné pratiqua l'ablation de la tumeur consistant en un volumineux sarcome. En raison de l'étendue de l'ulcération de la peau et de la perte de substance considérable qui en fut la conséquence, la cicatrisation de la plaie se fit en partie par bourgeonnement et demanda six semaines environ. A la suite de l'opération, l'état général ne tarda pas à s'améliorer : la malade recouvra l'appétit, reprit rapidement des forces, et elle se trouve aujourd'hui, environ onze mois après l'opération, dans une situation aussi satisfaisante que possible. Il n'est pas sans intérêt de noter l'heureuse influence qu'exerça l'ablation de la tumeur sur son état mental ; cette personne, qui était auparavant agitée, est actuellement tout à fait calme, et s'occupe régulièrement de travaux de couture.

Enfin la troisième malade était atteinte de kyste multiloculaire de l'ovaire, adhérent à l'utérus, dont l'ablation fut décidée après une consultation de M. le docteur Cerné, qui fut chargé de l'opération.

Après l'ouverture de la cavité abdominale, on se trouva en présence d'une tumeur volumineuse, fluctuante, qu'il fut impossible de pédiculiser. Une ponction faite dans la masse au moyen d'un large trocart donna issue à une certaine quantité d'un liquide de consistance sirupeuse, s'écoulant avec une grande difficulté, et l'on n'obtint pas une diminution notable de la tumeur. On pensa alors à l'existence de cloisonnements qui s'opposaient à la sortie complète du liquide, et l'on pratiqua les ponctions successives en divers points de la masse morbide, en ayant recours à l'aspiration. Néanmoins, le volume de la tumeur ne diminuait toujours pas sensiblement, et le liquide, très épais, dont on obtenait ainsi l'écoulement, obstruait les tubes de l'aspirateur. D'autre part, l'on constatait des adhérences avec les différents organes du bassin. Il fallut, pour enlever la tumeur, procéder à son morcellement, et l'opération fut particulièrement laborieuse. Les adhérences profondes au sacrum rendant l'ablation totale impossible, on dut abandonner dans l'abdomen une partie de la tumeur, qui put heureusement être, en définitive, réduite à une poche marsupialisée. Les adhérences utérines avaient en même temps nécessité un amputation de la plus grande partie du corps utérin. La malade demeura pendant près de deux heures sous l'influence du chloroforme. Les suites de l'opération furent des plus favorables. Un certain degré de faiblesse, avec petitesse et accélération du pouls persista, il est vrai, pendant deux à trois jours, mais, sous l'influence d'un régime approprié, ces phénomènes ne tardèrent pas à disparaître. La température se maintint à un taux normal ; on n'eut à enregistrer de complication d'aucune sorte, et, pour l'instant, la cicatrisation de la plaie abdominale se poursuit dans les conditions les plus régulières par bourgeonnement graduel de la poche. En même temps l'état général tend à s'améliorer, et il est probable que le complet rétablissement ne se fera pas trop longtemps attendre.

A côté des interventions chirurgicales, nous devons noter l'accouchement de deux femmes entrées enceintes à l'Asile. L'accouchement a été normal ; les suites ont été simples, sans le moindre accident. Dans ces deux cas l'accouchement n'a modifié en rien l'état mental de la malade.

ÉCOLE DE SAINT-YON.

Le fonctionnement de l'école continue de donner de bons résultats. Les maîtresses s'attachent à faire des leçons, en mettant sous les yeux des élèves des objets usuels, et un petit musée scolaire a été organisé. La lecture est ce qui offre le plus de difficultés pour la plupart des faibles d'esprit. L'écriture, le dessin et le calcul simple sont généralement obtenus assez rapidement. Les travaux d'aiguille font partie de l'enseignement. Les élèves, qui entrent, ne sachant nullement travailler, débutent par faire du tissage avec de petites bandelettes de papier. Quand elles sont arrivées à faire un entrecroisement régulier, elles apprennent à faire de la tapisserie, à marquer le linge (lettres et chiffres sur canevas), puis elles abordent les travaux de couture proprements dits, le crochet et le tricot.

Le développement physique des élèves doit marcher de pair avec l'éducation et le programme comporte deux leçons de gymnastique par semaine.

Au 1er janvier 1895, le nombre des élèves suivant l'école était de..... 25
Le nombre des élèves admises a été de........................... 5

Soit pour l'année un total de..... 30 élèves.

Deux élèves sont sorties de l'Asile, reprises par leur famille.

Deux élèves sont passées dans les quartiers d'adultes et ont cessé de suivre la classe.

Total des élèves sorties..... 4

Il restait au 31 décembre..... 26 élèves.

Saint-Yon, 12 janvier 1896.

Le Directeur-Médecin,

A. GIRAUD.

Les Médecins-Adjoints,

PACTET.

TRÉNEL.

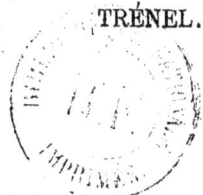

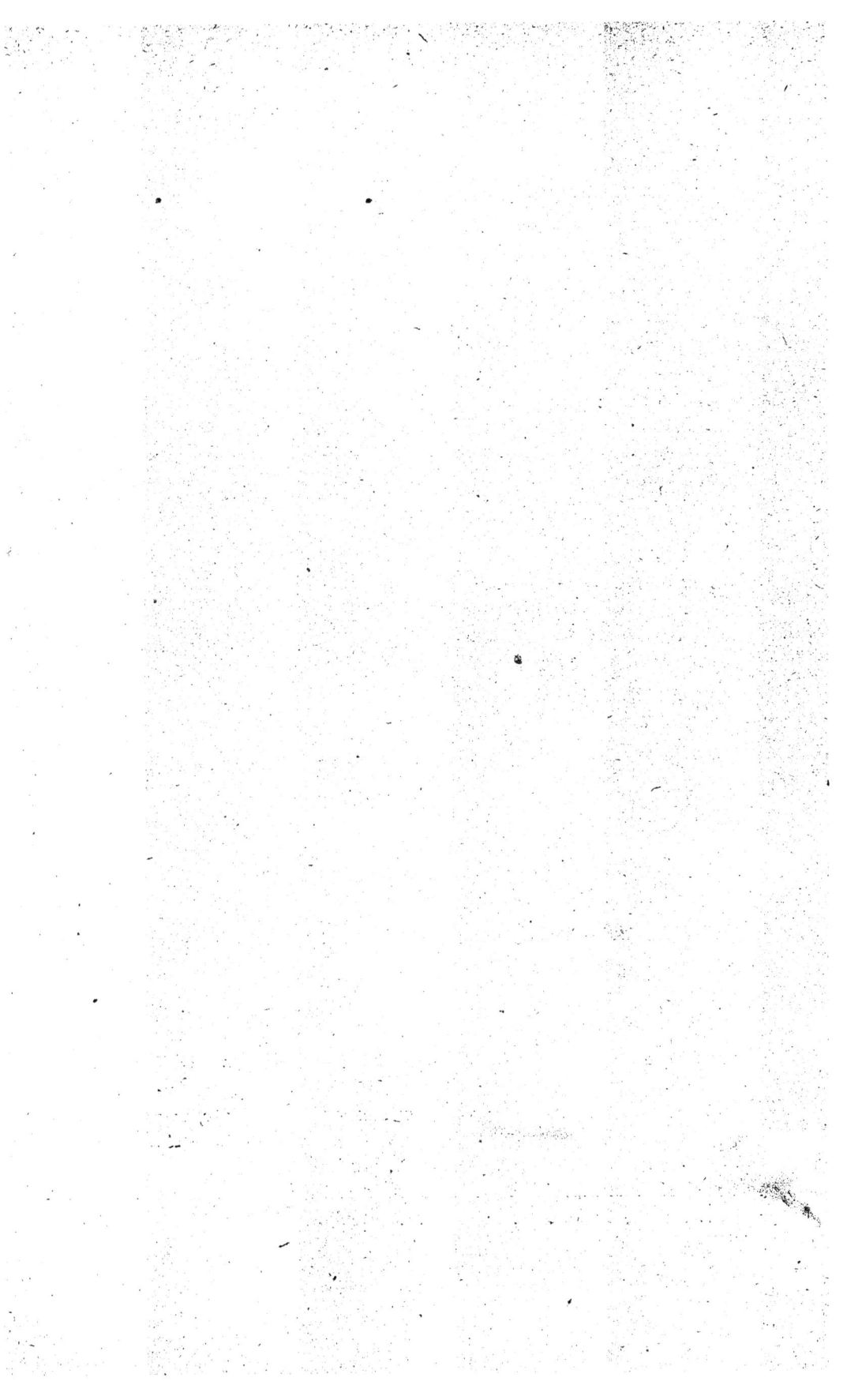

www.ingramcontent.com/pod-product-compliance
Lightning Source LLC
Chambersburg PA
CBHW070755210326
41520CB00016B/4711